AF476815

DE L'ÉLÉMENT INTERMITTENT

ET DE SES EFFETS

À

LYON-GUILLOTIÈRE

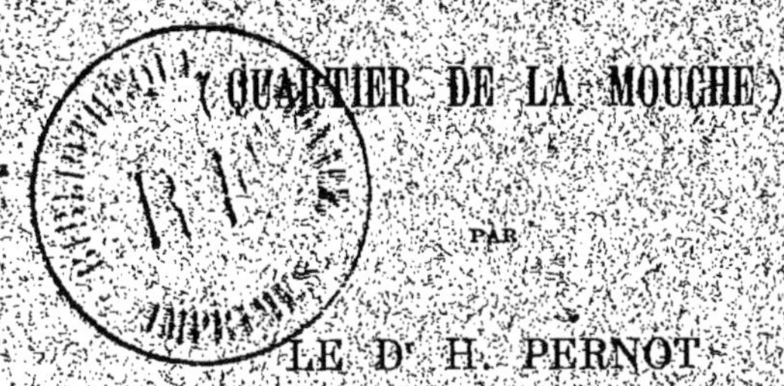

(QUARTIER DE LA MOUCHE)

PAR

LE Dr H. PERNOT

Médecin de la Compagnie Paris-Lyon-Méditerranée,
Médecin assermenté de l'Administration des postes du Rhône,
Médecin du Dispensaire général de Lyon,
Membre de la Société des sciences médicales,
Lauréat de la Faculté de médecine de Montpellier,
Chevalier de la Légion d'honneur.

(Lu à la Société nationale de médecine de Lyon.)

LYON
LIBRAIRIE MÉDICALE DE J.-P. MÉGRET
QUAI DE L'HÔPITAL, 57

1876

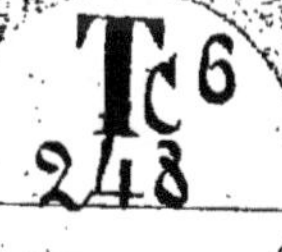

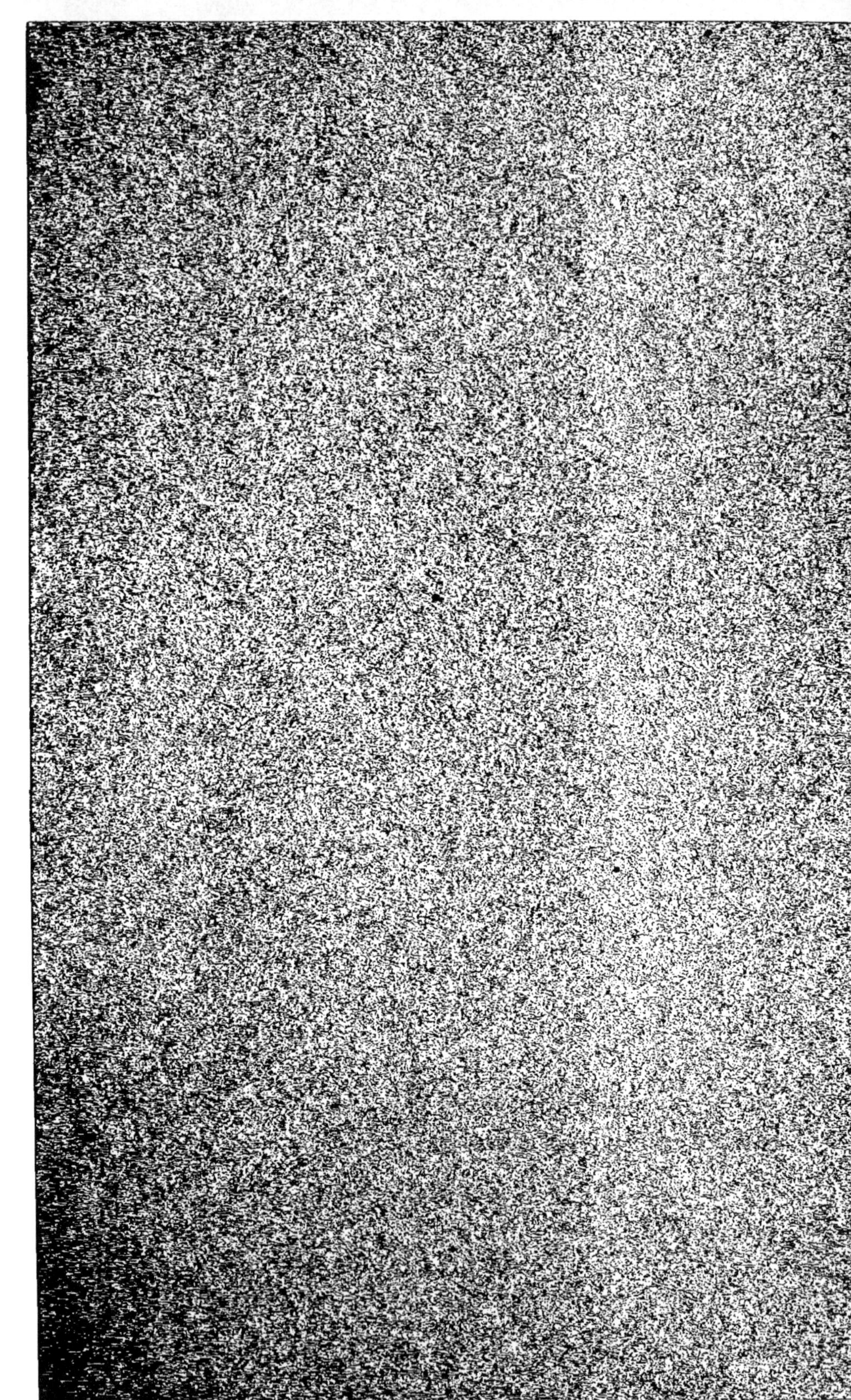

DE L'ÉLÉMENT INTERMITTENT

ET DE SES EFFETS

A

LYON-GUILLOTIÈRE

(QUARTIER DE LA MOUCHE)

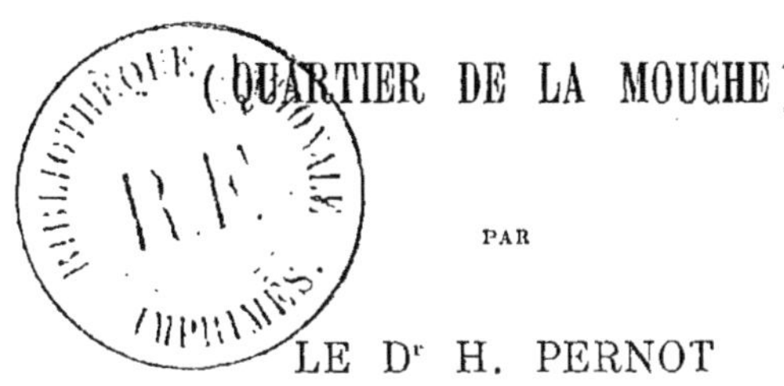

PAR

LE Dr H. PERNOT

Médecin de la Compagnie Paris-Lyon-Méditerranée,
Médecin assermenté de l'Administration des postes du Rhône,
Médecin du Dispensaire général de Lyon,
Membre de la Société des sciences médicales,
Lauréat de la Faculté de médecine de Montpellier,
Chevalier de la Légion d'honneur.

(Lu à la Société nationale de médecine de Lyon.)

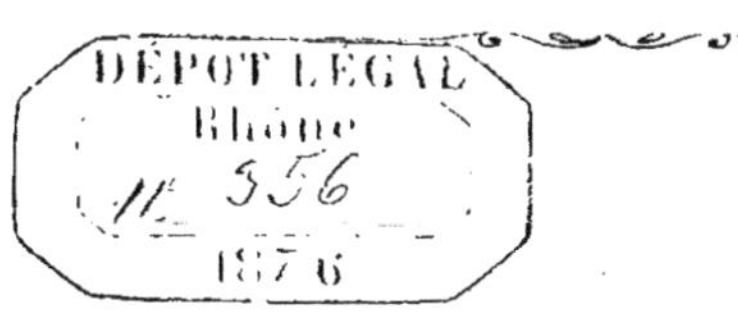

LYON
LIBRAIRIE MÉDICALE DE J.-P. MÉGRET
QUAI DE L'HÔPITAL, 57

1876

(Extrait du Lyon Médical).

Lyon, Assoc. typ.— C. Riotor, rue de la Barre, 12.

DE L'ÉLÉMENT INTERMITTENT

ET DE SES EFFETS

A

LYON-GUILLOTIÈRE

(QUARTIER DE LA MOUCHE)

Sans vouloir entrer dans des considérations d'hygiène et de salubrité publiques, qui trouveront des défenseurs et des historiens (1) plus autorisés que moi, je désire simplement attirer l'attention des lecteurs sur un fait d'obervation journalière qu'il m'a été donné de faire depuis deux ans et plus, dans le quartier de Lyon situé au-delà du Rhône, dans toute la zone comprise entre :

Le fort de la Vitriolerie à l'*ouest ;*

L'avenue des Ponts à l'*est*, presque jusqu'au fort du Colombier ;

Les ateliers de la Compagnie Paris-Lyon-Méditerranée au *sud ;*

Le fossé reliant le fort du Colombier à la lône de la Vitriolerie au *nord*.

(1) *a*. Rapport de M. le docteur Rollet au Conseil d'hygiène de Lyon, année 1867. — *b*. MM. Marmy et Quesnoy, *Hygiène des grandes villes, topographie et statistique médicales du département du Rhône et de la ville de Lyon*, année 1866, p. 555. — *c*. Documents fournis par M. le docteur Favre, médecin consultant de la Compagnie Paris-Lyon-Méditerranée, à l'Administration.

Je limite très-nettement cette zone, qui, beaucoup plus restreinte qu'autrefois depuis que les lônes ont été comblées (1), m'a offert un champ d'observations déjà assez vaste pour étudier l'élément intermittent, soit latent, soit aigu, soit enfin compliquant les différents états pathologiques qui existent dans la contrée.

On le trouve dans cette partie de la cité pendant presque toute l'année ; mais c'est surtout au printemps et à l'automne que les cas se multiplient.

Pour faciliter l'étude de ce mémoire, et pour m'efforcer de faire comprendre à tous mes lecteurs le mode de propagation des effluves dans la zone indiquée, j'ai pensé qu'un plan topographique représentant les lieux fixerait davantage et sans fatigue l'attention et qu'il aiderait à l'intelligence de ce travail (2).

J'ai rencontré plusieurs formes de cet élément intermittent suivant l'âge, les habitudes, l'acclimatation et la situation topographique des sujets.

Je tiens d'abord à exposer comment je comprends le *modus propagandi* de l'effluve maremmatique d'une façon générale ; nous reviendrons ensuite à des considérations particulières sur des personnes atteintes. Quelques observations choisies dans un grand nombre et représentant les diverses formes de la maladie viendront ajouter, je l'espère, quelque intérêt à cette étude.

Je dois indiquer de suite le point relativement très-res-

(1) Les mémoires et rapports cités de mes savants devanciers ont eu très-certainement une influence puissante sur l'Administration pour l'assainissement de ces marais infectieux.

(2) Que M. Michel, ingénieur de la Compagnie Paris-Lyon-Méditerranée, et M. Amieux, chef de la dixième section, veuillent bien agréer ici l'expression de ma gratitude pour leur obligeant concours.

treint où *la fièvre intermittente proprement dite* règne avec le plus d'intensité.

Cet endroit comprend le tronçon du fossé des fortifications, partagé lui-même en deux parties par la ligne du chemin de fer (à la Mouche).

En quittant la gare de Perrache pour aller vers Marseille, on traverse en effet, au-delà du pont du Rhône et de celui de la lône, le fossé d'enceinte réunissant dans cette partie le fort de la Vitriolerie à celui du Colombier.

La portion de ce fossé située à gauche traverse l'avenue des Ponts ; l'autre à droite longe à distance le chemin du Vivier, jusqu'au chemin des Culattes où elle aboutit à la lône de la Vitriolerie.

M. Ferrand, membre du Conseil d'hygiène de Lyon, avec la minutieuse attention qu'il apporte à ses expertises et analyses chimiques et microscopiques, donne comme quantité de matières insalubres par rapport aux eaux du Rhône :

Rhône..................	40
Partie gauche du fossé....	150
Partie droite du fossé.	500

La partie droite du fossé reçoit en effet toutes les eaux des usines établies sur le territoire appelé les Grandes-Terres. C'est aussi le réceptacle des immondices de tout un quartier populeux ; les maisons y sont hautes et toutes divisées en de nombreux logements d'ouvriers.

On voit de suite l'importance pratique de ces données, et déjà pourrait-on en tirer l'explication de l'influence du vent *sud-ouest* sur la production de la fièvre et des névralgies intermittentes parmi les habitants de ces parages.

Je laisse à dessein les diverses causes d'infection et la recherche des eaux plus ou moins corrompues qui s'écoulent dans ces réceptacles ; entre autres, la Rise, petit ruisseau canalisé, mais non entièrement couvert. J'ai déjà déclaré que cette question n'était pas de mon ressort et qu'elle serait traitée par des personnes plus autorisées et plus compétentes que moi en pareille matière ; mon but d'ailleurs n'est que de donner un simple aperçu médical et non de toucher aux questions de voierie et d'hygiène administratives.

Je dois cependant rapporter ici l'affirmation qui m'a été faite par M. Ferrand que, dans la partie de la zone située à droite de la voie ferrée, il avait trouvé un assez grand nombre de puits dont l'eau était à peine potable.

Comment donc expliquer, d'une part cette affection (si je puis m'exprimer ainsi) des effluves maremmatiques pour ce terrain, d'autre part, comme je le dirai plus loin, leur disparition complète aussitôt que l'on arrive aux premières élévations du sol ? Et enfin, que dire de la transfusion des éléments insalubres dans les puits de cette contrée.

Je crois qu'on peut tout expliquer en se reportant à des temps bien antérieurs, et en songeant que le Rhône a été détourné à cet endroit de son lit primitif. En effet, il est à remarquer qu'à partir de la limite de la zone indiquée dans la carte commencent les premiers monticules de la vallée du Rhône, et que les propriétés qui y sont établies offrent à très-peu de profondeur du gravier pur. Il n'en est pas de même dans la zone qui nous occupe, dont le sol est entièrement formé d'argile.

Il existe donc à droite une influence miasmatique considérable qui se fait sentir dans tout le quartier très-populeux quoique restreint de l'impasse et du chemin de Gerland.

A gauche, les mêmes effluves s'étendent surtout de la *maisonnette* (*poste n° 1*) *des aiguilleurs de la Mouche, située au-dessus du fossé*, jusqu'aux quais de chargement et hangars n°s 1 et 4. (*Voir la carte.*)

L'élément intermittent règne dans cette région jusqu'à environ 50 mètres de la grille Est de la gare de la Guillotière.

Là, cesse d'une façon très-appréciable l'influence pernicieuse ; c'est en effet le commencement des balmes ou monticules dont j'ai parlé plus haut.

J'ai été appelé dans cette nouvelle zone à donner mes soins à des familles dans lesquelles pères, mères et enfants ne m'ont jamais présenté d'accidents intermittents tels que ceux dont je vais essayer de faire brièvement la relation.

D'une façon générale, voici ce qu'il m'a été donné le plus souvent d'observer (1) :

Les personnes bien portantes se couchent, comme d'habitude, sans aucun malaise ; puis, *vers minuit et demi*, presque jamais avant et souvent après, elles se réveillent péniblement impressionnées ; elles éprouvent une véritable angoisse, de la chaleur à la peau, quelquefois de violents battements de cœur ; il leur est impossible de trouver une bonne place dans leur lit, le pouls est plein, résistant, il n'augmente pas cependant sensiblement de fréquence ; mais tout le système artériel est sous l'influence d'un orgasme très-pénible pour le malade.

Les carotides font entendre leurs battements sur l'oreiller et on éprouve des bourdonnements d'oreilles très-variables dans leur manifestation et leur tonalité, si je puis m'exprimer ainsi : Bruit de cascade, cri du grillon, de la cigale, de l'hirondelle, mugissement du vent, impressions de chocs, tels que le marteau sur l'enclume, etc., etc.

Cet état dure plus ou moins longtemps suivant l'impres-

(1) Voir observation I, page 17.

sionnabilité du malade, et aussi selon son degré de cachexie paludéenne.

A cette période, que j'appellerai d'*excitation* et d'*insomnie*, succède la phase de moiteur, d'accablement et de rêvasseries ; mais il existe encore une insomnie persistante qui ne cède la place à un sommeil un peu réparateur que vers le matin, au petit jour, c'est-à-dire généralement à l'époque où les malades qui nous occupent sont obligés de se lever pour aller à leur travail.

Pendant cette *seconde période*, j'ai très-rarement observé des sueurs abondantes, les malades ont souvent envie de vomir, ils éprouvent une sécheresse considérable de la langue et une soif plus ou moins vive.

Quant au frisson initial, je n'en ai pas parlé, car dans cette forme de la fièvre intermittente c'est l'exception, et presque toujours *quarante* fois sur *cinquante*, il fait absolument défaut.

Le matin, au réveil, la langue est large, recouverte d'un enduit blanchâtre peu tenace, sur lequel on remarque les empreintes des dents, et qui cède à la toilette de la bouche et à l'ingestion de quelques aliments.

Le pouls est lent, petit, dépressible, les urines sont fortement colorées et laissent une certaine quantité de dépôt adhérent au vase ; mais cependant bien moins considérable que dans les accès de fièvre franchement déclarée. Après la toilette et le premier repas, surtout s'il se compose d'une tasse de café noir, tout rentre à peu près dans l'ordre, et le malade peut vaquer à ses occupations, n'éprouvant qu'une lassitude plus ou moins grande dans les membres, et proportionnelle aux heures d'insomnie fiévreuse.

Voici très-sommairement ce qui se passe dans la première forme de l'état intermittent, que j'appellerai *forme bénigne*.

Si le malade travaille dans la zone infectée, et qu'il rentre le soir à son domicile dans un quartier éloigné du foyer, la fièvre viendra le surprendre, comme je viens de l'indiquer, presque toujours quotidiennement; rarement elle revêtira la forme tierce; mais, pour le même sujet, elle sera exacte et reviendra à la même heure, si le sulfate de quinine et le traitement que j'indiquerai plus loin ne viennent en modifier la marche. Cette heure est dans la plupart des cas (je l'ai dit) après minuit, rarement elle résiste à l'aube naissante.

Sur 140 malades affectés de cette forme de fièvre intermittente, observés depuis le 1er janvier 1875, je n'ai constaté aucune anomalie pathologique grave de la rate, ni d'hydropisies ascites.

Il n'en est pas de même du cœur, qui présente souvent, même quelques heures après l'accès, et suivant les tempéraments, des battements nerveux qu'une impression vive ou un excès de fatigue développent manifestement.

Je n'ai pas, en général, constaté de lésions organiques de ce viscère, mais je dois ajouter que beaucoup de ces malades m'ont donné des signes marqués d'hypocondrie.

A propos de battements du cœur, qu'on veuille bien me permettre une digression qui peut-être semblera étrangère à mon sujet; quoi qu'il en soit, je tiens à consigner ici cette observation :

Ceux qui, pendant cette période fiévreuse, se livrent à l'usage du tabac à fumer, en sont très-péniblement influencés.

Beaucoup ont voulu combattre (c'est leur expression) les accès par ce moyen que le plaisir et l'habitude mettent bien au-dessus des spécifiques de l'officine : presque tous les fumeurs m'ont avoué que lorsqu'ils sentaient venir la fièvre, la fumée du tabac avait augmenté son intensité d'une façon indéniable.

D'autres, ayant beaucoup fumé dans la journée, obtenaient, la nuit venue, le même résultat : chaleur plus intense, agitation extrême, battements artériels insupportables; et je ne parle pas de ces fumeurs d'aventure, se laissant plus ou moins entraîner, mais bien d'anciens et incurables culotteurs de pipes. Mon attention attirée sur ce fait, j'ai questionné nos hommes habitués à mâcher le tabac; je n'ai pas obtenu les mêmes réponses.

Peut-être même la grande majorité aurait-elle cherché à me prouver que c'était là un moyen préventif.

Loin de moi la pensée de revenir sur les discussions interminables à propos de l'usage du tabac et de son action physiologique, je ne relate ici qu'un fait d'observation tout particulier, et tout en m'excusant de cette trop longue digression, je rentre dans mon sujet.

J'ai parlé de l'influence des saisons (automne et printemps) sur la production de la fièvre; mais il est, je crois, important de noter aussi celle des vents.

Si l'on veut bien se reporter à la carte topographique, et à la rose des vents qui s'y trouve, on comprendra pourquoi le vent *sud-ouest* soufflant dans la direction de la colline de Sainte-Foy aux Brotteaux, nous donne une augmentation très-notable et presque instantanée de fièvres et névralgies intermittentes.

C'est, en effet, le vent qui passe sur la partie droite du fossé où nous avons trouvé la plus grande quantité de matières insalubres. Il est de plus presque toujours le précurseur de la pluie, ce qui ajoute encore à son action fâcheuse sur l'organisme des ouvriers que leur état oblige à rester constamment au grand air.

De nombreuses usines, dont je n'ai pas à décrire ici les diverses productions, mais dont les matières *premières* ou *fabriquées* sont loin d'être salubres, se trouvent situées sous ce vent sud-ouest, qui par conséquent en porte encore les émanations avec les effluves précitées vers notre malheureuse zone.

C'est encore là peut-être le lieu de relater un fait qui demanderait à être étudié d'une façon plus approfondie, et surtout avec plus de compétence que je ne puis le faire ; il m'a tellement frappé cependant que je ne saurais résister au désir de le soumettre à l'appréciation des hygiénistes.

L'eau des fossés et des mares de toute cette contrée, par un temps calme, avec un vent du midi ou du sud-ouest, est littéralement couverte d'un tapis vert de plantes aquatiques, faisant partie pour la plupart de la famille des *lemnacées (monocotylédones)*, des *palmelles* et des *conferves*. Il est certaines époques de l'année où l'eau est complètement invisible, on dirait une véritable prairie. Au-dessous de cette couche verdoyante, l'eau est parfaitement limpide ; j'ajouterai même que dans la partie gauche du fossé du fort dont j'ai parlé il existe des poissons de toutes espèces : carpes, tanches et brochets d'une grosseur très-respectable. Je dis à gauche, car il n'en est pas de même à droite par les raisons déjà indiquées.

Cette végétation palustre commence généralement au mois de mai et ne disparaît définitivement qu'après les premières gelées, mais elle est pendant cette période soumise à de fréquentes et curieuses oscillations.

Ainsi par un beau jour d'été, avec un vent du sud, du sud-ouest ou du sud-est, vous constatez la nappe verte dans toute sa chatoyante beauté ; qu'il survienne de la pluie ou que brusquement le vent du nord se fasse sentir, un instant après la surface de l'eau est parfaitement nette et vous n'apercevez plus trace de nos petites plantes aquatiques. Quelques-unes, surprises par la violence du vent, iront se réunir à l'extrême bord du marécage; mais la presque totalité quitte la surface de l'eau pour s'enfoncer dans sa profondeur, et semble attendre sous cet abri la fin de la tourmente.

Eh bien, il est à remarquer que c'est surtout pendant cette absence de tapis végétal que les miasmes se dégagent et qu'ils exercent leur fâcheuse influence.

Plus les eaux renferment d'immondices et de matières animales en putréfaction, plus ces petites plantes sont vigoureuses et plus leur nombre semble considérable. Moins aussi, je crois, les émanations des corps en décomposition se répandent dans le voisinage.

Mais il faut ajouter que ces plantes elles-mêmes meurent, se décomposent, et vont au fond des fossés former un immense dépôt qui lui-même devient une source d'infection.

Il a même été démontré que les détritus de ces végétaux palustres, placés dans de certaines conditions, ont déterminé la mort sur une vaste échelle, des poissons de plusieurs étangs. Les propriétaires, croyant à la malveillance, cherchaient en vain les coupables, sans se douter qu'ils les avaient sous les yeux pendant une partie de l'année.

Si je m'étends aussi longuement sur ces détails, c'est qu'il n'est pas indifférent de rappeler que ces détritus végétaux nuisibles sont situés au fond des fossés, qu'ils en forment en partie la vase, et que si de cette vase les gaz peuvent s'échapper à travers la couche liquide, les principes insalubres de plus grande densité restent contenus dans ce magma solide.

A certaines époques *(ce ne devrait être qu'en hiver, soit dit en passant)* on cure tous ces fossés; si l'on fait bien, tous ces résidus sont transportés de suite au Rhône; mais souvent, pour des motifs de nature bien diverse, cette vase abondante n'est enlevée que plus tard ; elle reste plus ou moins longtemps exposée, soit en nappe, soit en tas sur les bords des cours d'eau ; les corpuscules organiques insalubres se détachent peu à peu, chauffés par le soleil ; le vent arrive, et l'on devine le reste.

Je ne dois pas clore ce premier paragraphe sans signaler l'influence de cet état intermittent sur les affections diathésiques plus ou moins sérieuses que présentent nos malades.

Ainsi les rhumatisants éprouvent, à certaines époques de l'année et à des heures à peu près fixes, de vives douleurs.

Les catarrhes pulmonaires présentent des exacerbations intermittentes.

Je signalerai de même des névralgies, sciatiques, pleurodynies, des coliques, des diarrhées, des angines ; toutes ces affections, dans la zone décrite, offrent un réel et singulier cachet de périodicité et ne durent souvent que le temps même de l'accès.

Il n'est peut-être pas hors de propos de dire que les hommes de service de nuit au chemin de fer, surexcités, soit par le travail, soit par d'autres causes assez difficiles à apprécier (serait-ce l'action du café, du cognac ou du vin), ne prennent leur accès que vers le matin, c'est-à-dire à l'époque ou, pour eux, commence *leur nuit*, je veux dire le repos.

Ces observations souvent répétées m'ont engagé à attirer la bienveillante sollicitude de M. le docteur Devilliers, médecin en chef de la compagnie Paris-Lyon-Méditerranée sur ce service de nuit. Il a demandé à l'Administration et obtenu que deux rations de café noir soient distribuées pendant la nuit (à 10 heures et à 3 heures) aux agents de service. Depuis six mois que cette mesure hygiénique est en vigueur, j'ai noté une très-sensible amélioration dans la santé générale du personnel ; moins d'absence, plus de travail.

Une seconde forme de la fièvre intermittente, type décrit par tous les auteurs, frisson initial intense, chaleur extrême, sueurs profuses, s'observe aussi à la Mouche. Ai-je besoin de le dire? mais elle est relativement *rare*. C'est à peine si elle se manifeste *une* fois sur *vingt*, cas précédemment cités. Je ne m'y arrête donc pas et renvoie le lecteur à l'*observation II* qui, tout en fournissant un exemple de ce type classique, servira à démontrer une fois de plus l'influence indéniable des effluves de cette contrée, puisque le sujet de cette observation n'avait plus éprouvé de symptômes de fièvre depuis son séjour en Afrique (7 ans) avant de prendre du service à la gare de la Guillotière.

Une troisième forme, c'est la *fièvre pernicieuse*. Elle existe aussi dans notre zone; j'ai eu malheureusement à la combattre, mais, Dieu merci! elle s'y montre rarement.

Depuis le 1er janvier 1875, la statistique que je soumets plus loin aux lecteurs en donne seulement 6 cas (1). Le traitement classique m'a heureusement permis d'en conjurer les funestes conséquences dans trois occasions.

Trois fois mon sulfate de quinine est arrivé trop tard; et, dans un temps très-court, les malheureux patients ont succombé.

Dans ces *trois* cas, je fais rentrer le sujet de l'observation III, pour lequel j'ai été appelé trois heures avant la mort, qui a été fort rapide.

Elle eut probablement pour cause principale l'affaiblissement qu'avaient occasionné : l'opération huit mois auparavant, le changement d'habitation d'un pays sain pour la zone infectieuse, et enfin le mariage depuis deux mois à peine.

Cette observation III peut encore se joindre à celles des accidents intermittents compliquant certaines maladies.

(1) Page 22.

C'est, en effet, une *quatrième* forme qui se rencontre très-fréquemment à la Mouche. Il m'a été donné de constater une amélioration notable dans le cours d'une affection quelconque, même apyrétique, lorsque tout à coup un frisson très-léger a été le signal de l'invasion de l'élément intermittent.

Tous les jours, à la même heure, le malade ou surtout le convalescent prend la fièvre et se plaint d'une recrudescence immédiate dans ses souffrances.

Heureusement là le sulfate de quinine nous rend de grands services, et l'observation IV du petit méningitique nous en fournira la preuve.

TRAITEMENT.

Un mot maintenant sur le traitement de la première forme que j'ai décrite. Loin de moi la pensée de rien créer de nouveau ; c'est le traitement connu, classique, et que tous les praticiens ont bien souvent mis en usage.

Je tiens cependant à le retracer ici tel que l'expérience m'a engagé à l'instituer.

Règle générale, voici comment je procède :

Le matin, à jeun, le malade boit une tasse de petite centaurée ou de quassia amara, additionnée d'une cuillerée de sirop de gentiane ; au repas du matin ou du soir, suivant l'heure de l'accès, je prescris 5 pilules de 10 ou 20 centigr. de sulfate de quinine, pendant *quatre* jours de suite ; je dis au repas, car je ne donne jamais ce médicament qu'en mangeant.

De cette façon je n'ai eu aucun malaise de l'estomac, très-peu de bourdonnements d'oreille, et jamais d'intolérance. Je suis allé souvent cependant à *un* et *deux* gram. dans les douze heures. Cette médication m'a donné presque toujours d'excellents résultats. Souvent même cette première dose de 20 pilules en quatre jours, a suffi pour terrasser l'ennemi. J'ai cependant l'habitude de faire renouveler le traitement au bout d'une huitaine, et alors je diminue (à moins d'indication contraire) d'un jour et d'une pilule, soit 4 pilules pendant trois jours de suite.

Mais, outre ces prescriptions, je recommande *avec instance* à mes malades l'usage du café. Je les en gorge, que l'on veuille bien me pardonner cette expression. J'ai déjà relaté le bon effet du café distribué à la gare de la Guillotière aux hommes de service de nuit. Je me souviens du récit que m'a fait un de nos aiguilleurs, installé dans l'un des postes les plus exposés à la fièvre, et où tous ont été atteints plus ou moins gravement.

— « P..., lui disais-je, comment se fait-il que depuis douze ans que vous êtes en service à ce poste vous n'ayez jamais eu la fièvre ? »

— « Ah ! Monsieur, me répondit-il, j'en ai bien eu quelquefois envie ; mais j'ai toujours eu recours à mon remède, *Je n'ai jamais manqué* un jour de prendre, coupés avec de l'eau, mes *deux litres* de café. »

Pour compléter et terminer ma prescription la plus habituelle, je donne trois verres à liqueur par jour, avant les repas, d'un mélange ainsi formulé :

Vin de quina................	250 gr.
Vin de gentiane.............	250
Sirop d'écorces d'oranges amères	150

En même temps, à moins de contre-indication spéciale, je conseille l'usage de deux grands bains sulfureux par semaine avec frictions sèches ou aromatiques.

Ces développements thérapeutiques n'auront peut-être rien

de bien nouveau et n'offriront qu'un médiocre intérêt; mais j'ai obtenu ainsi de tels succès, que je n'ai pu résister au désir de les exposer.

Quant aux formes plus graves ou aux manifestations spéciales, il me semble inutile de dire que tout varie dans le mode d'administration et la dose du sulfate de quinine, et dans certains cas d'extrait de quinquina.

J'ai longtemps hésité à employer la quinine dans les maladies de l'estomac et du tube digestif. Eh bien, j'ai obtenu souvent, et quelquefois radicalement, la guérison de vomissements et de coliques intermittents en ayant *exclusivement* recours à ce sel.

L'observation V en est un exemple frappant.

Obs. I. — D... (Jean-Joseph), 28 ans, bonne constitution, employé à la gare de la Guillotière depuis seize mois ; après trois mois de service il éprouve, vers minuit et demi environ, tous les jours, une chaleur insupportable, des battements artériels extrêmement violents ; le cœur est en proie à des soubresauts irréguliers et rapides. Le malade entend sur son oreiller, tantôt les coassements de la grenouille, tantôt le cri aigu des hirondelles, il ne peut rester trois secondes dans la même position, tout son corps semble être dans le feu. Le pouls a 98 pulsations, plein, résistant, la peau est très-chaude, on sent manifestement le battement des carotides. La langue est sèche, D... éprouve une soif inextinguible. Après deux heures environ de cet état d'angoisses, la surface de la peau change de température et devient le siége d'une *très-légère* moiteur.

D... éprouve quelques nausées dont les efforts lui font rejeter des mucosités filantes, puis il s'endort au bout de quelque temps d'un sommeil non profond, mais d'une demi-torpeur accompagnée de cauchemars plus ou moins pénibles. A quatre heures et demie du matin tout est terminé, et D... pourrait alors jouir d'un sommeil réparateur, si ce n'était le moment de se lever pour reprendre son service.

Prescriptions : Tous les matins au repas de dix heures, quatre jours de suite : 5 pilules sulfate de quinine 0,10 cent., une tasse d'infusion amère sucrée avec du sirop de gentiane.

Trois fois par jour :

Vin de quinquina et vin de gentiane en parties égales, puis café noir à haute dose.

Depuis un an, D... a été soumis à ce traitement plusieurs fois, et je n'ai plus constaté chez lui l'intensité première des phénomènes intermittents relatés plus haut.

Cette observation, à quelques variantes près, est l'histoire des *cent quarante cas* indiqués dans le tableau statistique que l'on trouvera plus loin.

Obs. II. — C... (Marc), 29 ans, ancien militaire, a contracté la fièvre intermittente en Afrique en 1868.

En 1869, il est envoyé près d'Avignon, à Châteauneuf-du-Pape. La compagnie Paris-Lyon-Méditerranée lui donne du service à la Mouche le 30 juillet 1875. Jusqu'à cette époque C... n'avait éprouvé aucune nouvelle atteinte de fièvre.

Le 23 février 1876, c'est-à-dire après six mois de séjour à la Guillotière, je fus appelé auprès de C... qui avait un frisson d'une violence dont la durée fut de plus d'une heure, et qui céda après une période de chaleur insupportable à une sueur profuse. Le lendemain, à la même heure (minuit et demi), C... éprouva les mêmes phénomènes. Il fut pris de toux convulsive dont la durée fut d'une heure environ et qui revint tous les jours malgré le traitement suivi.

Prescriptions : 5 *pilules* de sulfate de quinine 0,10 cent en mangeant, le matin.

Lavement, le soir, avec :

Extrait de quinquina.... 4 grammes.
Sulfate de quinine ...... 0,50 centigr.

Frictions sur la gorge et sur le ventre avec : pommade au sulfate de quinine.

Après cinq jours de ce traitement employé de nouveau, au bout d'une semaine notre malade guérit.

L'influence intermittente de la Mouche a donc bien renouvelé chez C... la maladie qu'il avait contractée en Afrique sept ans auparavant.

Obs. III. — B..., poseur à la Compagnie, constitution très-lymphatique, vient me consulter le 30 décembre 1874 pour un abcès par congestion situé entre les troisième et quatrième côtes, dans la région sternale.

Le 17 mars 1875, j'ouvris largement le foyer, pour aller à la recherche de l'os malade.

Après *quatre* mois de séjour à la campagne, B... reprenait son service dans un état très-satisfaisant. Il existait encore une petite fistule par laquelle s'échappait un peu de pus chaque jour. B... habitait Feysin, localité fort saine, où ses parents lui donnaient l'hospitalité.

Tout allait bien, lorsque le 2 décembre 1875 je fus appelé en hâte pour visiter cet agent qui depuis deux jours, disait-on, était malade. Il avait eu *deux accès* de fièvre à huit heures d'intervalle, *et.... habitait la route de Vienne, juste à la limite de la zone indiquée*. Après avoir prescrit un traitement énergique sur lequel je comptais peu (le troisième accès s'étant déjà manifesté), je questionnai la jeune femme qui se trouvait là et qui m'apprit que B... *s'était marié depuis deux mois*, qu'ils étaient venus s'établir dans cette maison à cette époque; qu'il avait depuis trois jours des frissons à heure fixe (quatre heures du soir); et que la veille, 1er décembre, il fut tellement malade qu'elle n'avait pas hésité, malgré les résistances de son mari, à m'envoyer chercher.

Il était malheureusement trop tard, l'infortuné B... succombait à son troisième accès vers sept heures du soir.

Obs. IV. — Cassé (François), âgé de 4 ans, dont les parents habitent chemin du Vivier, au bas du talus de la voie ferrée, est pris à la fin de décembre 1875 d'une méningite aiguë pour laquelle j'eus à le traiter pendant un mois environ. La convalescence marchait bien et tout semblait faire présager un prompt et complet rétablissement, lorsque le 5 février cet enfant fut pris dans la matinée (neuf heures) d'un accès de fièvre extrêmement violent (frisson, chaleur, sueur) qui dura jusqu'à midi et demi ou une heure. Je fis donner immédiament un lavement avec :

Sulfate de quinine (dissous). 0,50 centigr.
Extrait de quinquina....... 2 grammes.

Potion avec :

Sulfate de quinine......... 0,50 centigr.
Extrait de quinquina...... 1 gramme.
Véhicule................. q. s.
Frictions avec pommade au quina.

Fièvre tous les jours à la même heure, diminuant cependant peu à peu d'intensité, pour disparaître complètement après quelques jours du traitement indiqué.

J'envoie ce petit malade à la campagne où il est actuellement complètement rétabli.

Obs. V. — K... (Eugène), 32 ans, commis à la compagnie Paris-Lyon-Méditerranée depuis huit ans, il y a six mois vint habiter à la Mouche dans la zone fiévreuse, aux Grandes-Terres. Depuis cette époque, il est affecté tous les quinze ou vingt jours, à sept ou huit heures du soir, *de coliques accompagnées de vomissements* qui l'empêchent de prendre aucune nourriture et lui font faire les plus grands efforts. Les aliments liquides sont eux-mêmes rejetés, et K... est en proie à une diarrhée colliquative qui l'éprouve très-péniblement. J'ai employé pour ce malade, comme pour ceux qui m'ont présenté les mêmes symptômes, le traitement rationnel pour les coliques et vomissements ; je n'ai jamais obtenu de résultats satisfaisants. Malgré mes hésitations à employer le sulfate de quinine en pareil cas, j'eus presque la main forcée par la périodicité des faits et les supplications incessantes de K..., me demandant de le soulager d'une manière quelconque.

J'administrai le sulfate de quinine à la dose de 0,50 cent. par la bouche et 0,50 en lavement, SANS ADDITION D'OPIUM. Grâce à cette médication, les phénomènes s'amendèrent, et quatre jours après, K... venait me remercier d'avoir abrégé de moitié la durée de son malaise, qui d'ordinaire, était de huit jours environ.

J'obligeai K... à changer de domicile ; il est allé s'établir dans un quartier parfaitement sain de la Guillotière, et depuis cette époque il n'a eu que de très-légères atteintes de son ancienne maladie.

TABLEAU STATISTIQUE.

ANNÉE 1875.		1re forme.	Diverses.
1er trimestre............	31	20	11
2e trimestre............	27	25	2
3e trimestre............	18	14	4
4e trimestre............	50	44	6
TOTAL....	126	103	23
ANNÉE 1876.			
1er trimestre (du 1er janvier au 15 mars)...........	45	37	8

CONCLUSIONS

Que conclure de ces quelques notes trop longuement développées sans doute, mais qui m'ont été dictées par mon désir d'étudier et de faire connaître davantage, s'il était possible, l'influence fâcheuse des miasmes de cette partie de la cité.

Certes je m'estimerais heureux si mon humble travail pouvait modifier si peu que ce soit l'hygiène de ce quartier ; mes visées ne sont pas aussi hautes, et je désire simplement formuler quelques *desiderata.*

1° Sans vouloir toucher en rien aux choses qui me sont complètement étrangères, les travaux du génie et la stratégie militaire, je formulerai le désir de voir l'*eau courante établie dans tous les fossés de cette région.*

Ce doit être simplement une question de niveau.

2° Il serait bon et salutaire que lesdits fossés fussent curés toutes les années, *exclusivement en hiver*, et que les vases fussent immédiatement jetées au Rhône, en dehors des parties habitées, au bout de la digue, par exemple.

3° Qu'il soit établi un contrôle compétent et sévère de l'état *des eaux potables des puits et sources* de la localité ; et que de plus, les habitants fussent dotés de *quelques bornes-fontaines* leur distribuant l'eau du Rhône ; enfin un examen sérieux de la salubrité des logements.

4° Puis, me reportant à ce que nous savons de l'influence de la végétation sur la pureté de l'air, sur la coïncidence qui semble exister entre le déboisement, le défrichement des forêts et l'apparition de certaines fièvres inconnues dans les localités où ils ont eu lieu; il me semblerait utile, peu dispendieux, et je crois facile *de planter* sur les bords des fossés, dans les terrains vagues avoisinants, *des arbres à végétation vigoureuse et hâtive*, saules, peupliers, et autres essences qui, aux saisons privilégiées de la fièvre, fourniraient une abondante source d'absorption et d'exhalation végétales.

N'avons-nous pas vu en effet la fièvre diminuer d'une façon si notable dans les pays où de nombreux eucalyptus ont été plantés.

Je veux bien croire que la plante par elle-même soit fébrifuge ; mais je crois aussi que sa rapide et luxuriante végétation est pour beaucoup dans l'heureuse influence que cet arbre exerce sur les effluves maremmatiques.

Je ne cite l'eucalyptus que pour mémoire, car dans notre climat ces plantations sont impossibles à cause de la basse température de l'hiver.

Ce mémoire a été lu à la Société nationale de médecine (séance du 15 mai 1876).

« Sur la proposition de M. Diday, secrétaire général, la Société de médecine de Lyon, prenant en considération les conclusions du travail de M. Pernot, recommande l'étude de cette importante question à la sollicitude de l'Administration municipale. »

(*Extrait du procès-verbal.*)

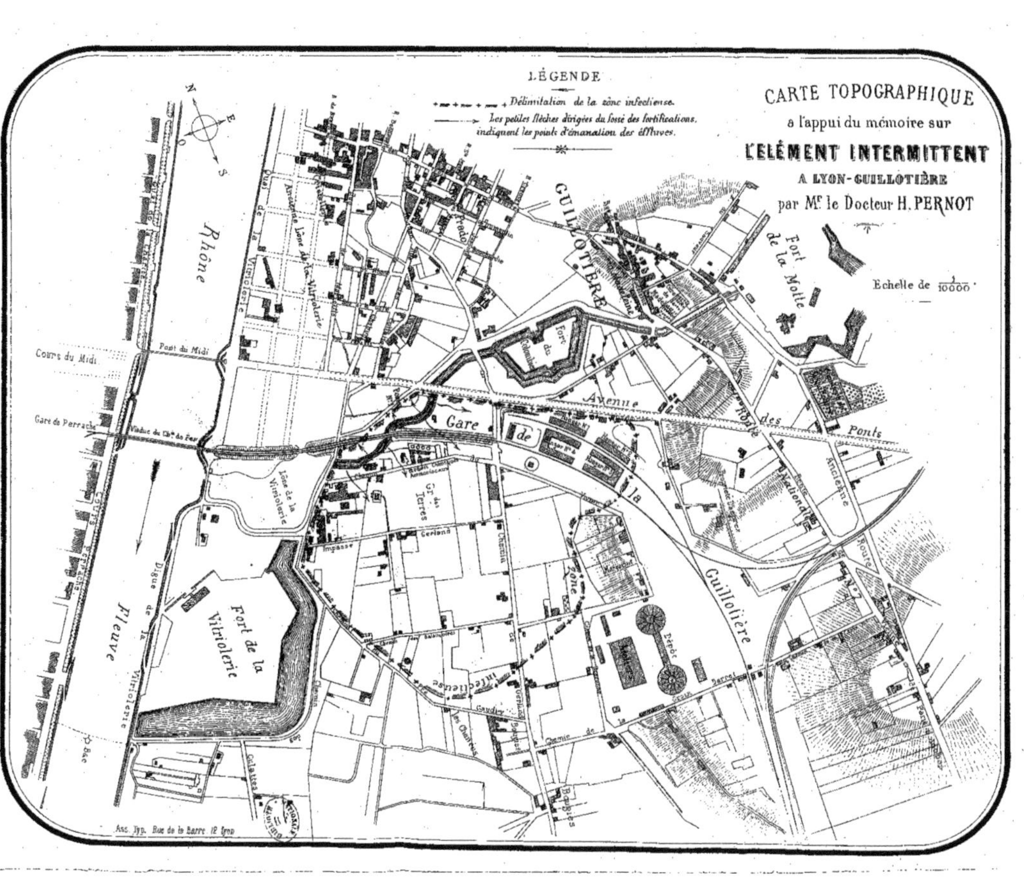
LÉGENDE
Délimitation de la zône infectieuse.
Les petites flèches dirigées du fossé des fortifications, indiquent les points d'émanation des effluves.
CARTE TOPOGRAPHIQUE
à l'appui du mémoire sur
L'ELÉMENT INTERMITTENT
A LYON-GUILLOTIÈRE
par Mr le Docteur H. PERNOT
Echelle de 1/10000
Rhône
Fleuve
GUILLOTIÈRE
Fort de la Motte
Fort de la Vitriolerie
Cours du Midi
Pont du Midi
Gare de Perrache
Avenue des Ponts
Gare de la Guillotière
Zône infectieuse
Digue de la Vitriolerie
Impasse
Dépôt
Asc. Typ. Rue de la Barre 12 Lyon

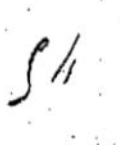

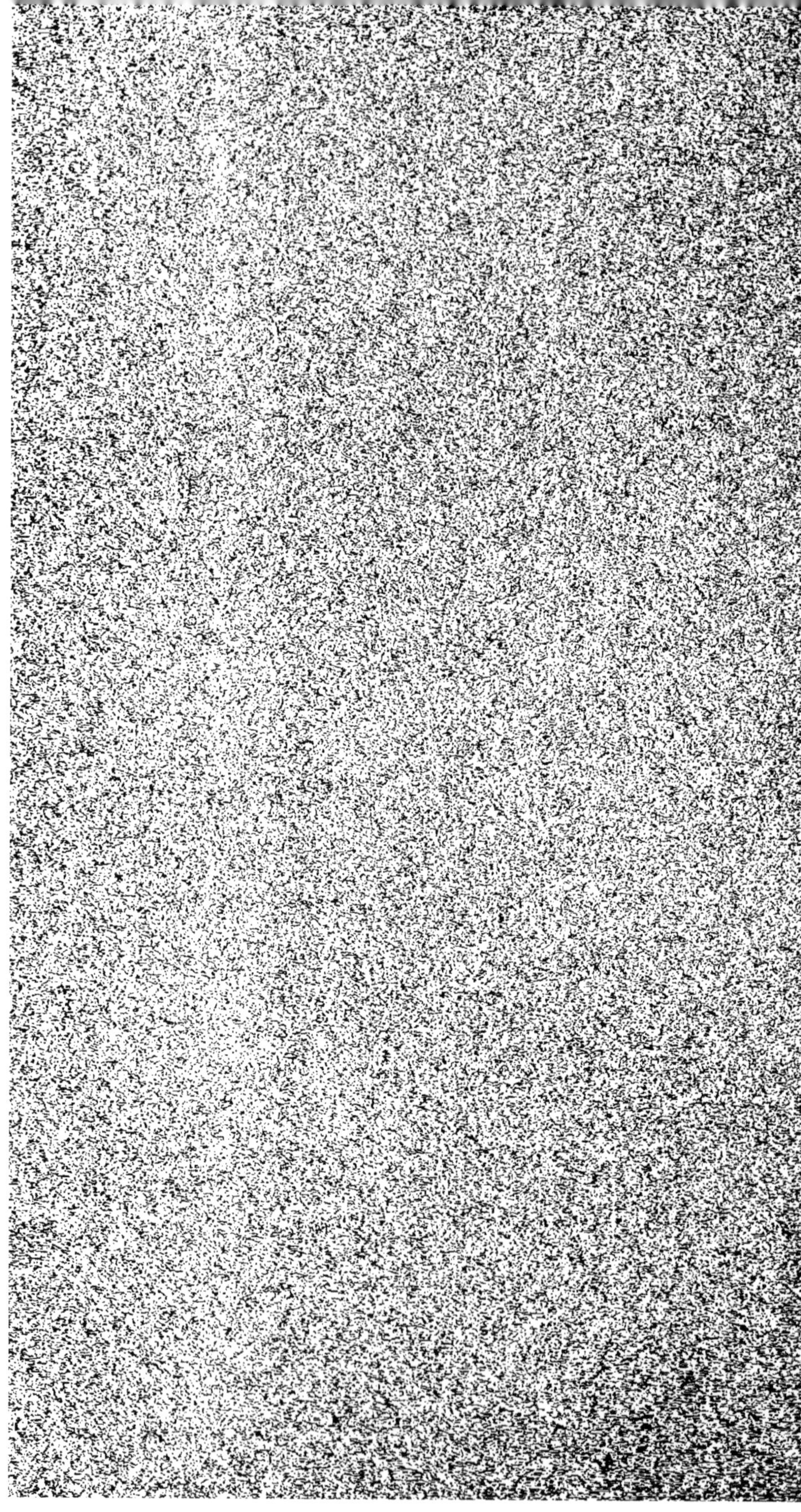

www.ingramcontent.com/pod-product-compliance
Ingram Content Group UK Ltd.
Pitfield, Milton Keynes, MK11 3LW, UK
UKHW020221200726
13856UKWH00004B/1543